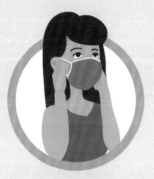

戴口罩

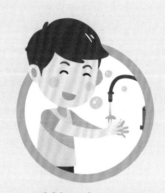

勤洗手

持证上岗

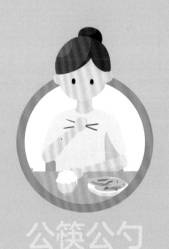

公筷公勺

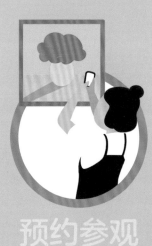

预约参观

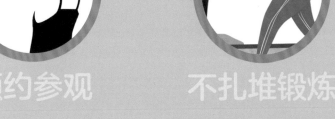

不扎堆锻炼

疾控科普

公民防疫行为准则

科普版

国家卫生健康委员会疾病预防控制局　策划

中国疾病预防控制中心环境与健康相关产品安全所　编著

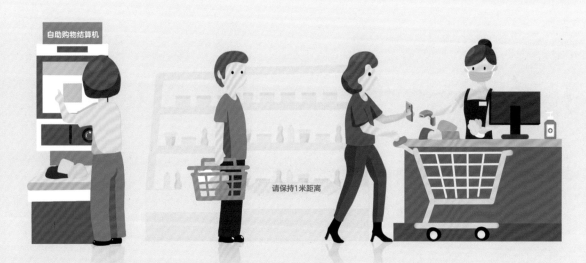

人民卫生出版社

·北京·

图书在版编目（CIP）数据

公民防疫行为准则：科普版 / 中国疾病预防控制中心环境与健康相关产品安全所编著 . —北京：人民卫生出版社，2020.11

ISBN 978-7-117-30922-6

Ⅰ.①公… Ⅱ.①中… Ⅲ.①日冕形病毒 – 病毒病 – 肺炎 – 预防（卫生）– 普及读物　Ⅳ.①R563.101–49

中国版本图书馆 CIP 数据核字（2020）第 230602 号

人卫智网	www.ipmph.com	医学教育、学术、考试、健康，购书智慧智能综合服务平台
人卫官网	www.pmph.com	人卫官方资讯发布平台

公民防疫行为准则(科普版)

Gongmin Fangyi Xingwei Zhunze(Kepuban)

编　　著：中国疾病预防控制中心环境与健康相关产品安全所
出版发行：人民卫生出版社（中继线 010-59780011）
地　　址：北京市朝阳区潘家园南里 19 号
邮　　编：100021
E - mail：pmph @ pmph.com
购书热线：010-59787592　010-59787584　010-65264830
印　　刷：北京盛通印刷股份有限公司
经　　销：新华书店
开　　本：889 × 1194　1/20　印张：4.5
字　　数：118 千字
版　　次：2020 年 11 月第 1 版
印　　次：2020 年 12 月第 1 次印刷
标准书号：ISBN 978-7-117-30922-6
定　　价：25.00 元
打击盗版举报电话：010-59787491　E-mail：WQ @ pmph.com
质量问题联系电话：010-59787234　E-mail：zhiliang @ pmph.com

《公民防疫行为准则（科普版）》

编写委员会

策　划　常继乐

主　编　王　林　施小明　崔　钢　李筱翠

副主编　潘力军　沈　瑾　应　波　杨文静

编　委（按姓氏笔画排序）：

丁　珵　王　姣　王先良　王妍彦　王佳奇　叶　丹

朱亭亭　刘　航　闫　旭　孙　波　孙惠惠　李　炎

李　莉　李　涛　李晓明　沈　婵　宋士勋　张宇晶

张宝莹　张流波　周　军　赵　靓　赵莹莹　赵康峰

钮文异　段弘扬　姚孝元　徐东群　徐永俊　郭　欣

唐　宋　梁　辰　韩　旭　程玉兰　樊　琳　冀永才

新冠肺炎疫情是百年来全球发生的最严重的传染病大流行，是新中国成立以来我国遭遇的传播速度最快、感染范围最广、防控难度最大的重大突发公共卫生事件。以习近平同志为核心的党中央统揽全局、果断决策，全国疫情防控阻击战取得重大战略成果，统筹推进疫情防控和经济社会发展已取得显著成效。

疫情发生以来，国务院应对新冠肺炎疫情联防联控机制先后发布了针对重点场所、重点单位、重点人群新冠肺炎疫情防控65类防护指南和55个技术方案，指导各行各业按照"三环节两因素"（"三环节"即控制传染源、切断传播途径、保护易感人群，"两因素"即社会因素、环境因素)开展疫情防控，推动有序恢复社会生产生活秩序。与此同时，我们也要做好长期准备，坚决打好全民防疫持久战。

在全民抗疫斗争中，为进一步体现公众"健康第一责任人"理念，使每个人真正成为自身健康的主人，全面提升公民健康素养，国家卫生健康委员会疾病预防控制局在前期相关防护指南和技术方案的基础上进行精心策划，组织相关专家多次研究论证，对防护指南和技术方案进行了科普化编辑，形成了《公民防疫行为准则(科普版)》。本书共三部分73类，第一部分为公民防疫基本行为准则，包括勤洗手、戴口罩、少聚集、分餐制、社交礼仪，以及厕所卫生、通风与消毒、健康生活八方面；第二部分和第三部分针对重点场所、重点人群主动防疫的关键风险点，对不同场景、不同人群提出健康防护准则。本书旨在通过图文并茂、贴近生活的形式，让公众看得懂、易接受、记得牢、做得到，将公民防疫行为准则作为一种社会文明风尚和健康生活方式，持久地坚持下去、推广开来。

《公民防疫行为准则(科普版)》把专业性较强的防护指南和技术方案转换为公众科普读物，这是一次尝试。希望公众在阅读后，既能掌握基本健康防病知识，又知道如何自我健康管理和自我防护防范，同时也希望大家多提宝贵意见。

编委会

2020年9月30日

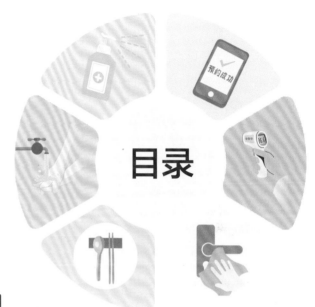

目录

第一部分 公民防疫基本行为准则

目 录

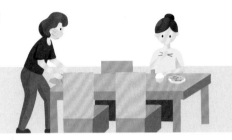

第二部分　不同场景健康防护准则

目　录

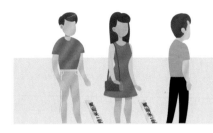

第三部分　不同人群健康防护准则

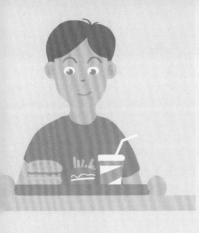
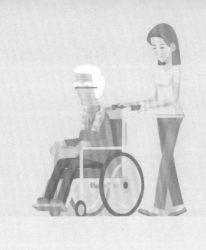
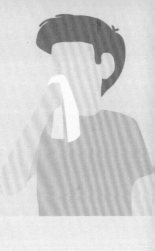
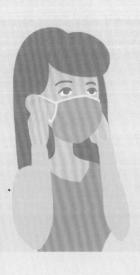

第一部分

公民防疫
基本行为准则

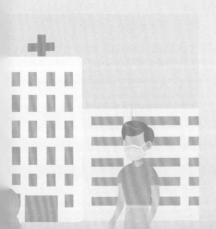
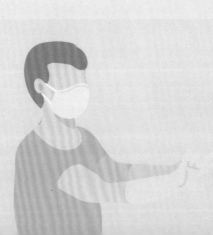
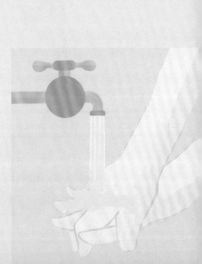

1. 勤洗手

① 清洁操作之前

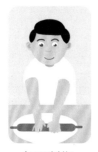
加工制作
食品饮料前

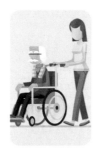
护理老年人
和婴幼儿前

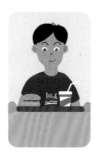
饮食前

② 触摸公共设施之后

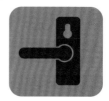
触摸门把手后

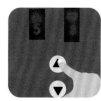
触摸电梯按钮后

③ 污染操作之后

上厕所后

手部有明显污染物

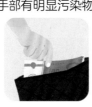
咳嗽、打喷嚏
用手捂后

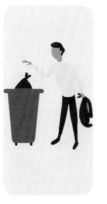
触摸钱币后

接触污物后

④ 做好手消毒

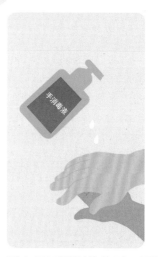
手上无可见污染物时，可用
手消毒剂揉搓双手 20~30 秒

六步洗手法

（用流动水，并使用肥皂或洗手液）

1 掌心相对，手指并拢，相互揉搓

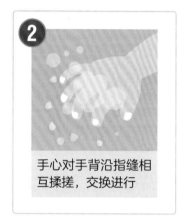

2 手心对手背沿指缝相互揉搓，交换进行

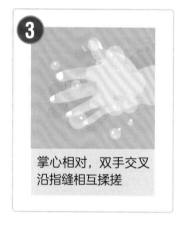

3 掌心相对，双手交叉沿指缝相互揉搓

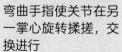

4 弯曲手指使关节在另一掌心旋转揉搓，交换进行

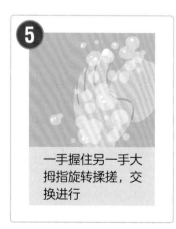

5 一手握住另一手大拇指旋转揉搓，交换进行

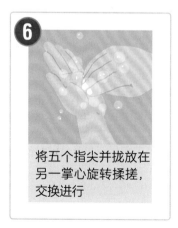

6 将五个指尖并拢放在另一掌心旋转揉搓，交换进行

2. 科学戴口罩

如何正确戴口罩

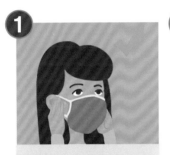

1 清洁双手，将口罩覆盖在脸部口鼻上，将两端绳子挂在耳朵上

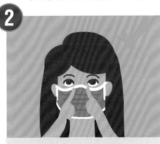

2 用双手的中指紧压口鼻上方鼻梁两侧的金属条，使其紧密贴合

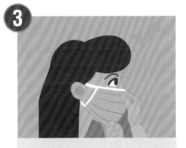

3 双手同时向上下方向将口罩的皱褶拉开，确保完全覆盖住口鼻和下巴

错误戴口罩方式

儿童选用成人口罩

鼻罩

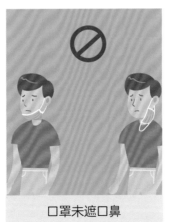

口罩未遮口鼻

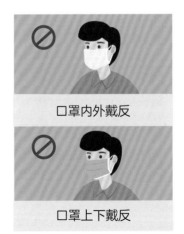

口罩内外戴反

口罩上下戴反

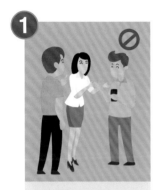

1 保持距离不扎堆

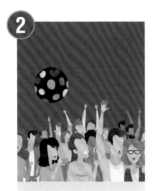

2 人多场所避免去

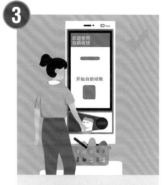

3 自助结账不拥挤

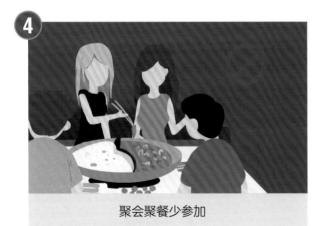

4 聚会聚餐少参加

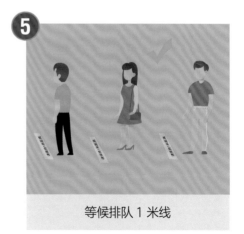

5 等候排队 1 米线

4. 保持厕所卫生

1

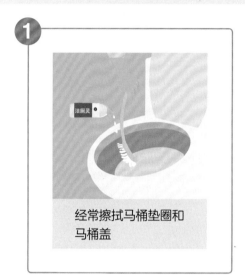

经常擦拭马桶垫圈和马桶盖

2

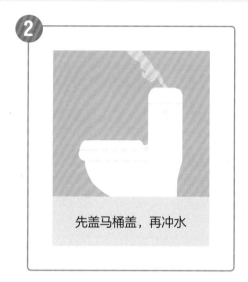

先盖马桶盖，再冲水

3

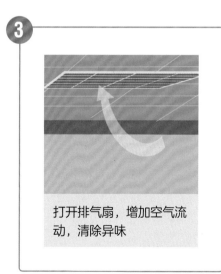

打开排气扇，增加空气流动，清除异味

4

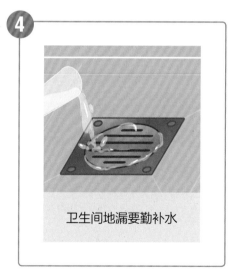

卫生间地漏要勤补水

1

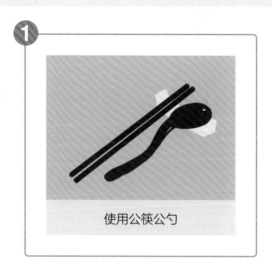

使用公筷公勺

2

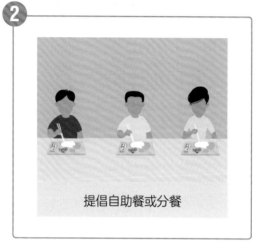

提倡自助餐或分餐

3

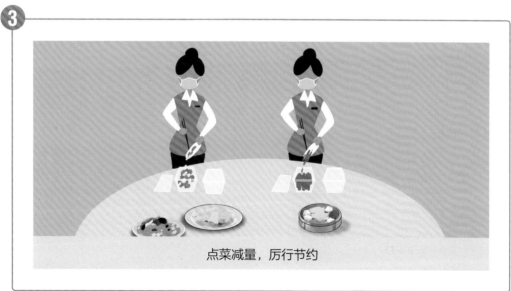

点菜减量，厉行节约

6. 做好清洁消毒与通风

1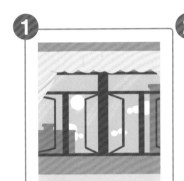

晴朗天气、室外温度适宜的条件下宜多开窗通风

2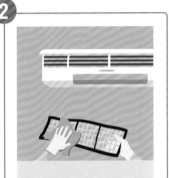

空调长时间未用，再次使用前要进行清洁消毒

3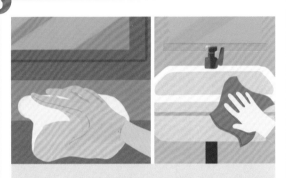

对桌面、台面、地面等物体表面及电梯、厕所等公共设施定期清洁消毒

4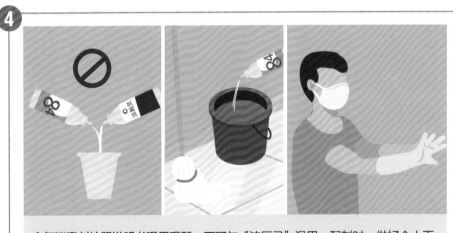

含氯消毒剂按照说明书现用现配，不可与"洁厕灵"混用。配制时，做好个人面部和皮肤防护，佩戴口罩、手套等

5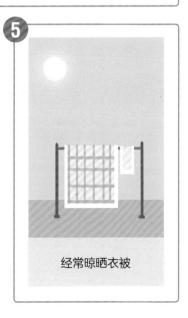

经常晾晒衣被

7. 遵守社交礼仪

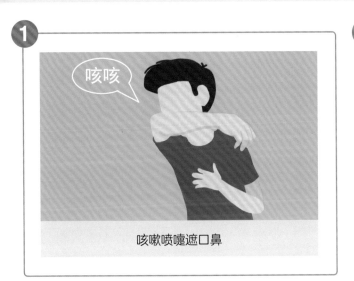

咳嗽喷嚏遮口鼻

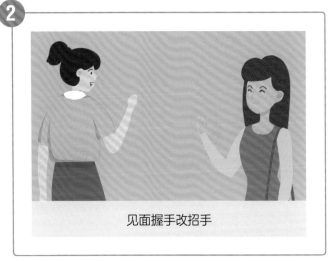

见面握手改招手

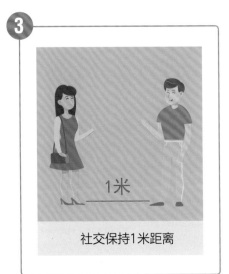

社交保持1米距离

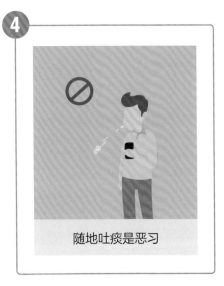

随地吐痰是恶习

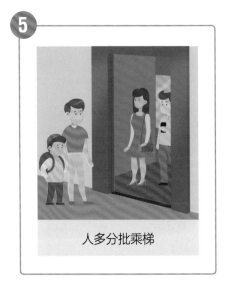

人多分批乘梯

8. 保持健康生活

1
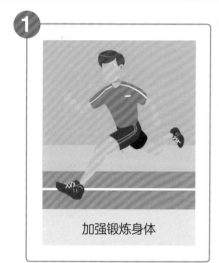
加强锻炼身体

2
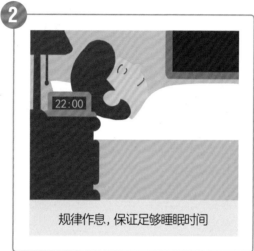
规律作息，保证足够睡眠时间

3
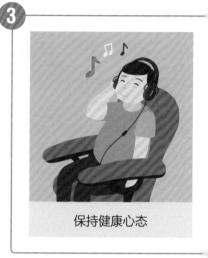
保持健康心态

4
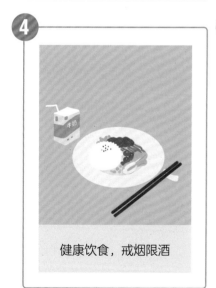
健康饮食，戒烟限酒

5
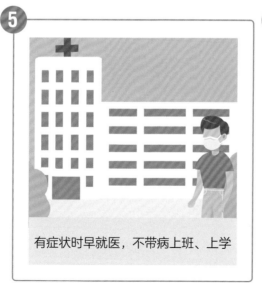
有症状时早就医，不带病上班、上学

6
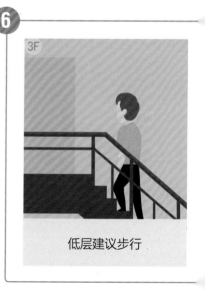
低层建议步行

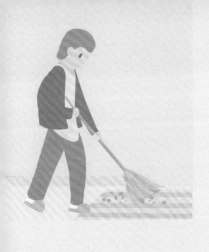
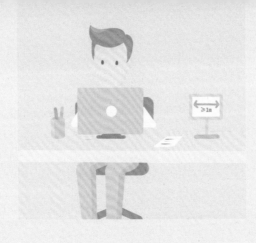
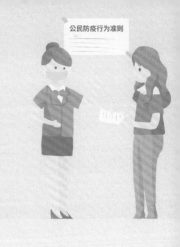

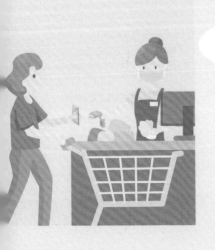

第二部分

不同场景
健康防护准则

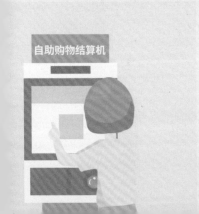
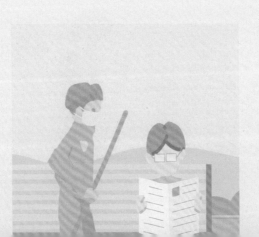
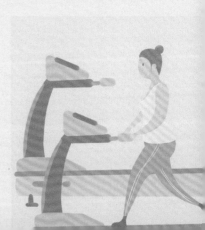

1. 居家

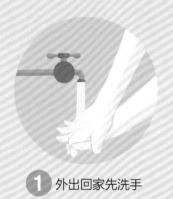

1 外出回家先洗手

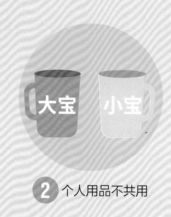

2 个人用品不共用

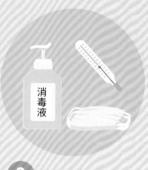

3 家中常备防疫物品

4 加强通风

5

外出携带口罩、手消毒液

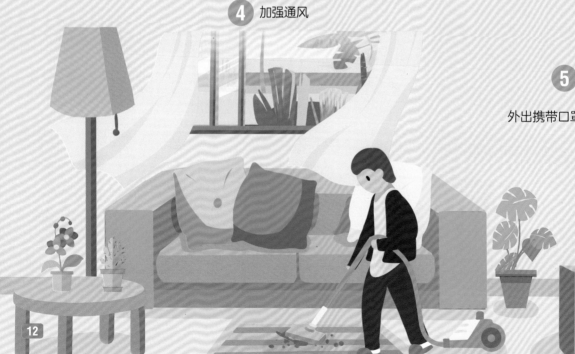

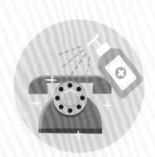

1 公用办公设施定期清洁消毒

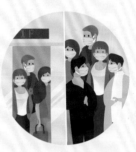

2 乘坐电梯及与他人不能保持安全距离时，需佩戴口罩

3 控制办公室人员密度，加大工位之间距离，减少面对面办公

4 加强通风换气

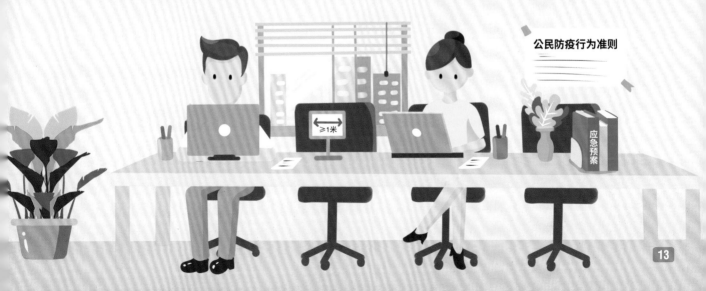

公民防疫行为准则

应急预案

≥1米

3. 宾馆

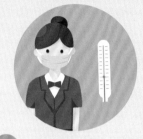

1 开展健康监测，
员工不带病上岗

2 客房公共用品，一客一用（换）
一消毒

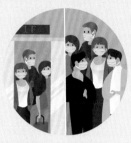

3 乘坐电梯及与他人不能保持
安全距离时，需佩戴口罩

4 推荐使用移动支付结账

5 顾客入住时，遵守防疫管理要求

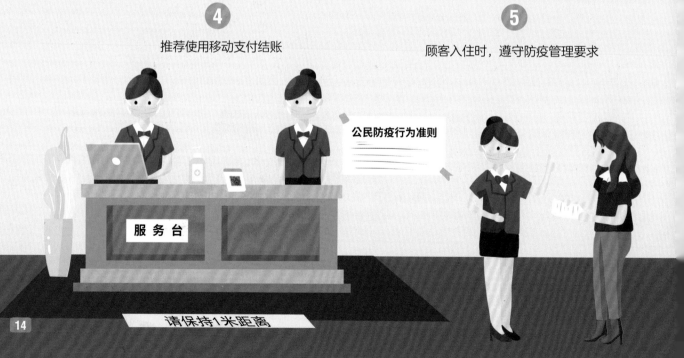

公民防疫行为准则

服务台

请保持1米距离

1 顾客提前列出购买清单，减少购物停留时间

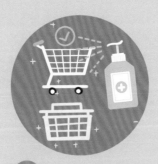

2 清洁消毒公用物品

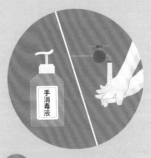

3 购物结束后及时进行手部清洁消毒

4 推荐自助购物和收银台移动支付

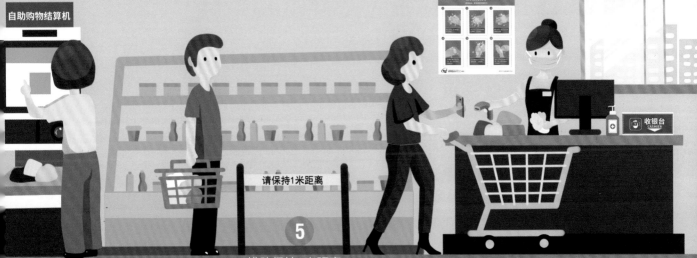

自助购物结算机

请保持1米距离

5

排队保持1米距离

5. 银行

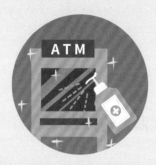

1 对公共物品进行清洁消毒

佩戴口罩和手套！

2 工作人员佩戴口罩和手套

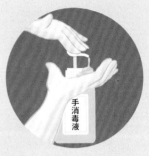

手消毒液

3 顾客办理完业务及时进行手部清洁消毒

4 服务台、ATM机等配备手消毒液

5 推荐使用ATM机自助办理业务

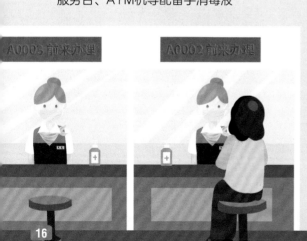

A0003 前来办理　　A0002 前来办理

16

请保持1米距离　　　请保持1米距离

公民防疫行为准则

自动柜员机

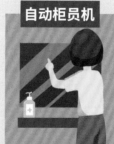

6 排队保持1米以上距离

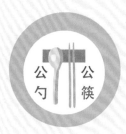

② 员工戴口罩、手套，穿工作服

④ 优先使用电子菜单点餐和移动支付结账

① 开展健康监测，员工不带病上岗

③ 提供公筷公勺，非一次性使用餐饮具，一客一用一消毒

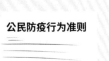
公民防疫行为准则

⑤ 加强通风换气、清洁消毒

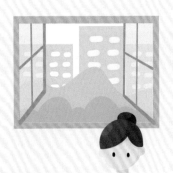

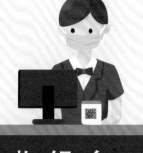
收 银 台

7. 理发店

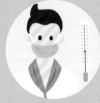

1 开展健康监测，员工不带病上岗

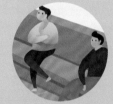

2 顾客等候时与他人保持1米距离

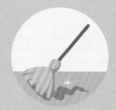

3 环境清洁卫生，加强通风换气

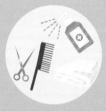

4 非一次性使用物品，一客一用（换）一消毒

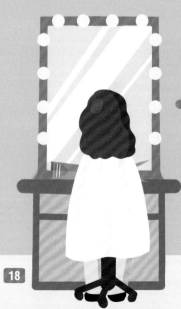

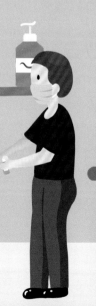

5 理发师佩戴口罩，双手做到一客一消毒

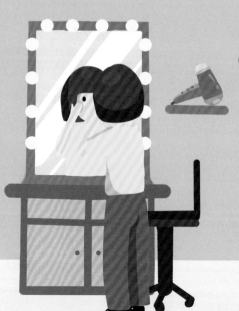

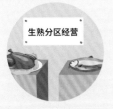

生熟分区经营

1 市场分区经营，干、湿分开，生、熟分开

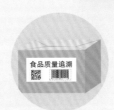

食品质量追溯

2 冷链商品可溯源，保证食品安全

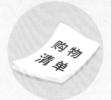

购物清单

3 顾客提前列出购买清单，减少购物停留时间

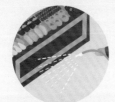

4 营业结束后，做好各摊位和公共区域的清洁消毒

扫码支付

5 推荐采用移动支付

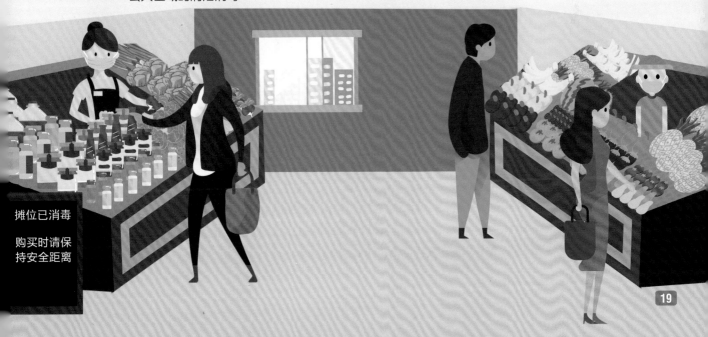

摊位已消毒

购买时请保持安全距离

9. 公园

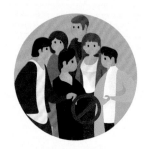

① 加强防疫知识宣传

② 引导游客分散游园，防止局部人员聚集

扫码支付

③ 推荐使用移动支付

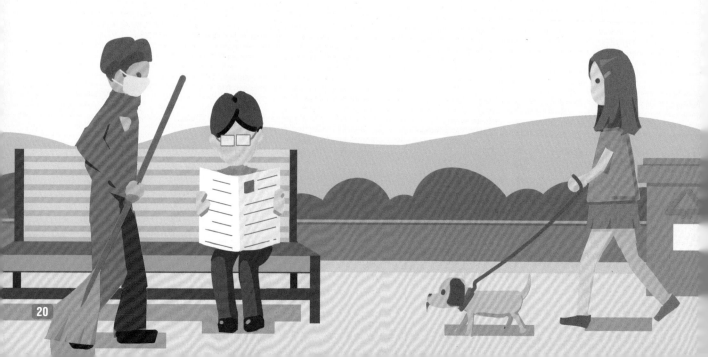

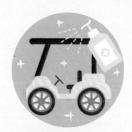

1 加强防疫知识
宣传

2 游客提前预约购票，
优先采用移动支付

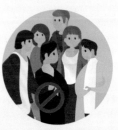

3 景区交通车、船、缆车等，
加强通风和清洁消毒

4 防止局部人员聚集，
及时疏散人流

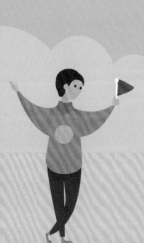

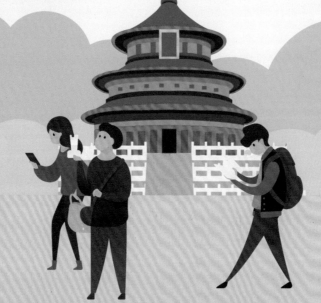

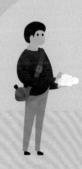

11. 健身运动场所

1 提前预约

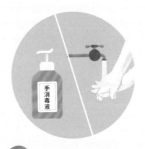

2 锻炼前后做好
手部清洁消毒

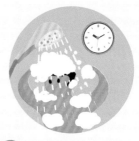

3 减少在场所内停留
时间和淋浴时间

4 遵守防疫管理要求

5 运动时与他人保持距离，
不扎堆锻炼和闲聊

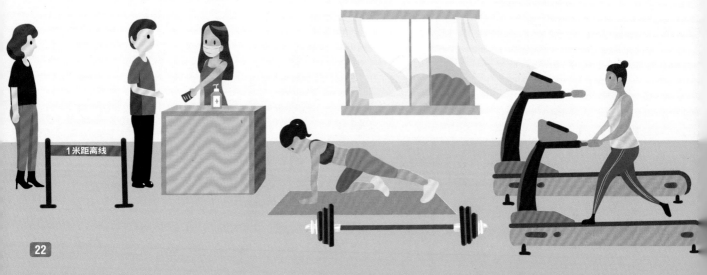

1米距离线

12. 咖啡馆、酒吧和茶座

1 员工健康监测，不带病上岗

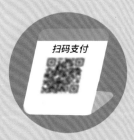

2 扫码下单及移动支付，减少直接接触

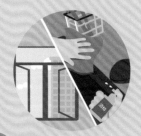

3 勤通风、清洁消毒

4 保持距离，减少停留时间

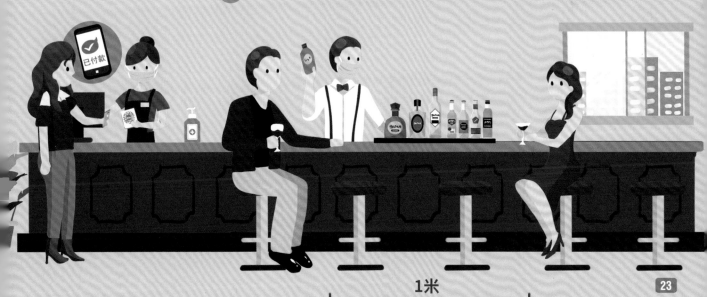

1米

13. 影剧院

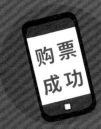

1 预约购票

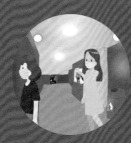

2 观众保持距离，
有序入场、退场

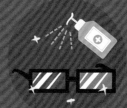

3 3D眼镜，一客一用一
消毒

4 入场戴口罩

5 场所加强通风换气

6 不饮食

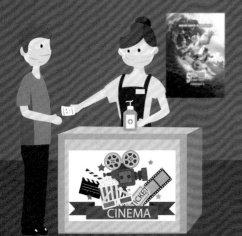

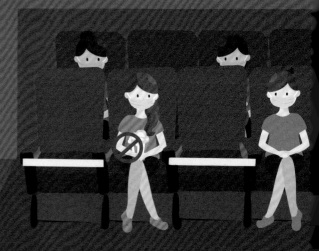

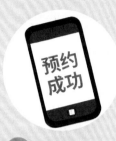

1 提前预约

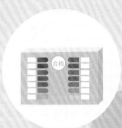

2 加强游泳池水质管理，保障水质安全

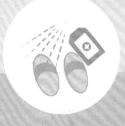

3 对公共物品进行清洁消毒

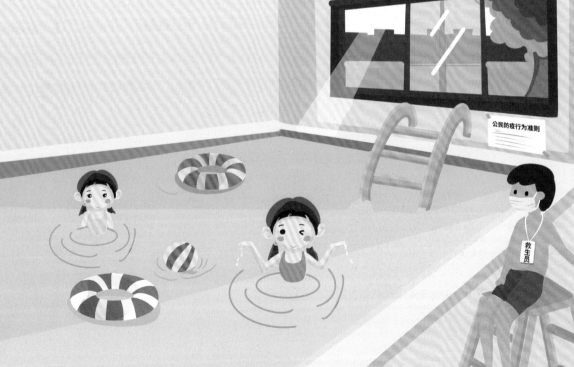

15. 会展中心

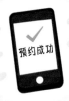

1 提前预约，控制
展位间合理距离

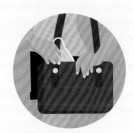

2 观众携带口罩，
做好个人防护

3 及时洗手或
手消毒

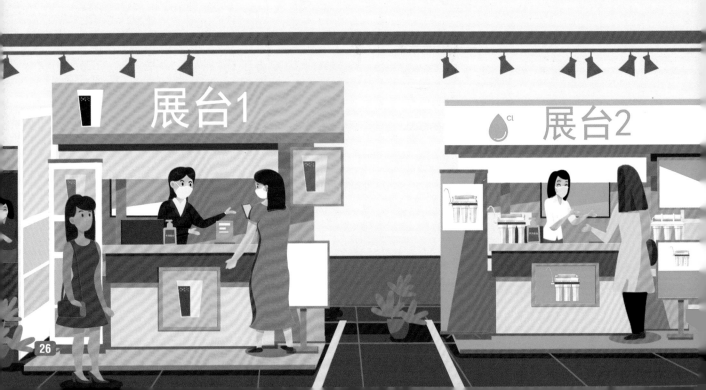

16. 游艺厅和网吧（咖）

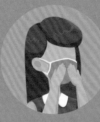

1 管控分流，
减少聚集

2 全程戴口罩

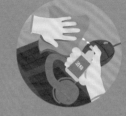

3 鼠标、键盘和耳机等，
一客一用一消毒

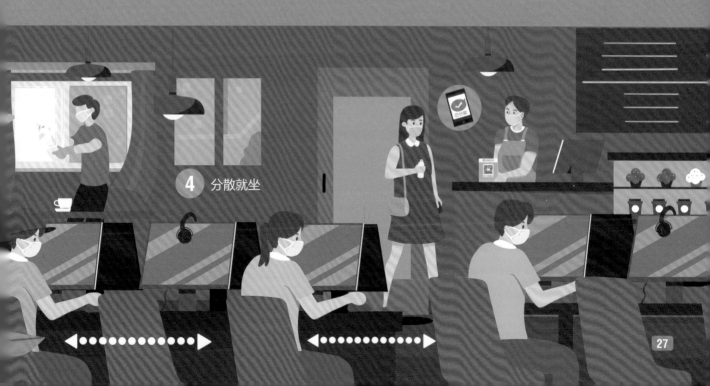

4 分散就坐

17. 展览馆、博物馆、美术馆

1 预约进场，减少聚集

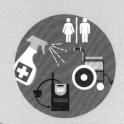

2 语音导游设备等
物品清洁消毒

3 减少触摸公共
设施和物品

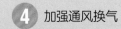

4 加强通风换气

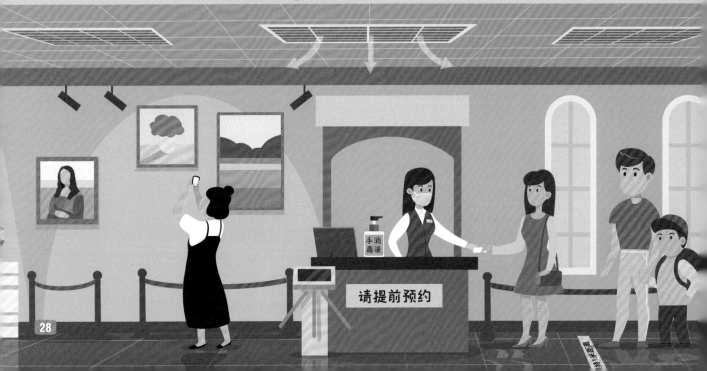

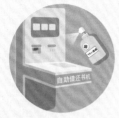

1 加强电子阅览器、自助借还书机等清洁消毒

2 预约进场

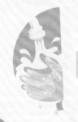

3 及时洗手或手消毒

手消毒液

4 借书还书，保持距离

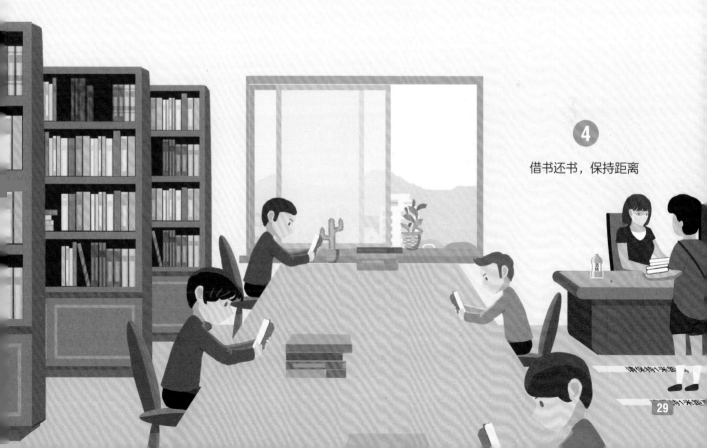

19. 歌舞厅（KTV）

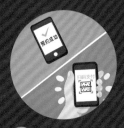

1 提前预约，
移动支付

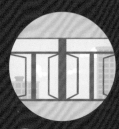

2 加强通风

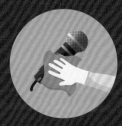

3 茶具、杯具和麦克风等，
一客一用一消毒

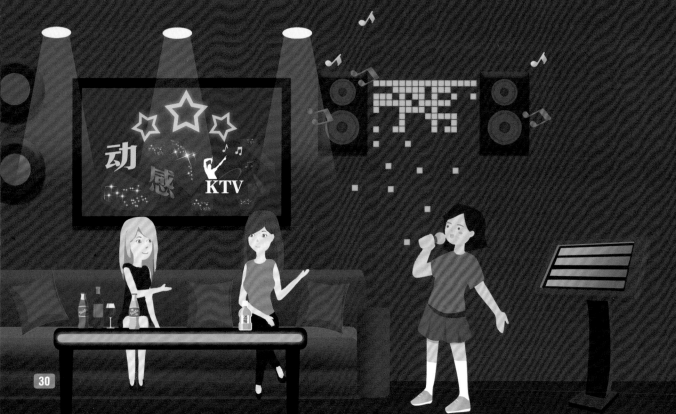

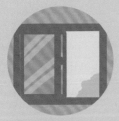

1 加强通风

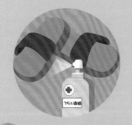

2 公共用品和用具，
一客一用一消毒

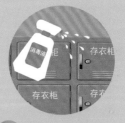

3 存衣柜使用前，
做好清洁消毒

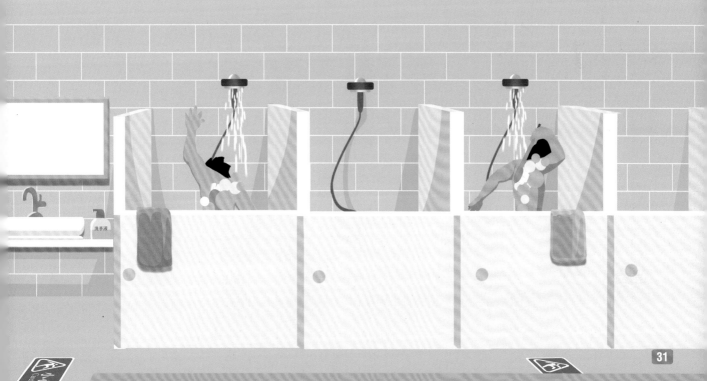

21. 医疗机构

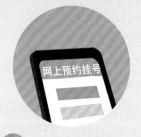
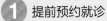

① 提前预约就诊

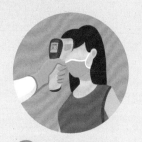

② 体温检测，
预检分诊

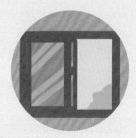

③ 加强诊疗环境及病房
（区）通风，做好清
洁消毒

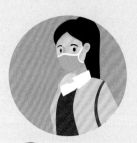

④ 全程佩戴
口罩

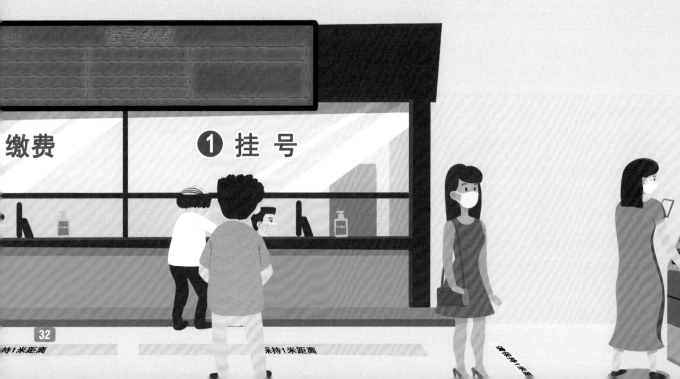

缴费　❶挂号

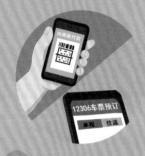

1 优先网上购票，
推荐移动支付

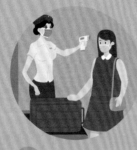

2 进站测体温，
核验健康码

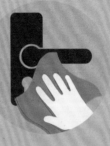

3 保持环境整洁，加强
对公共设施和物品的
清洁消毒

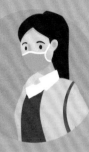

4 全程戴口罩

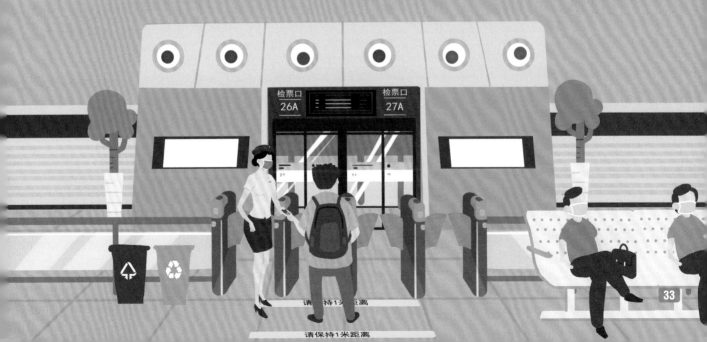

23. 道路客运

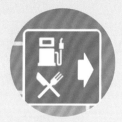

1 加强通风换气，适当增加进入服务区的频次

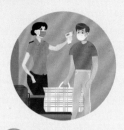

2 进站测体温，核验健康码

3 全程戴口罩

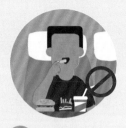

4 不要在客车上饮食

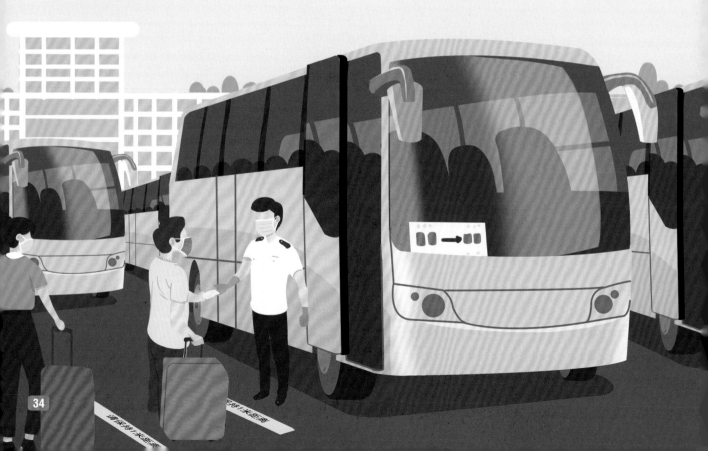

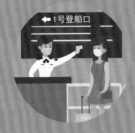

1 进候船室测体温，
核验健康码

2 推荐移动支付

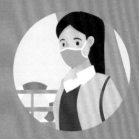

3 全程戴口罩

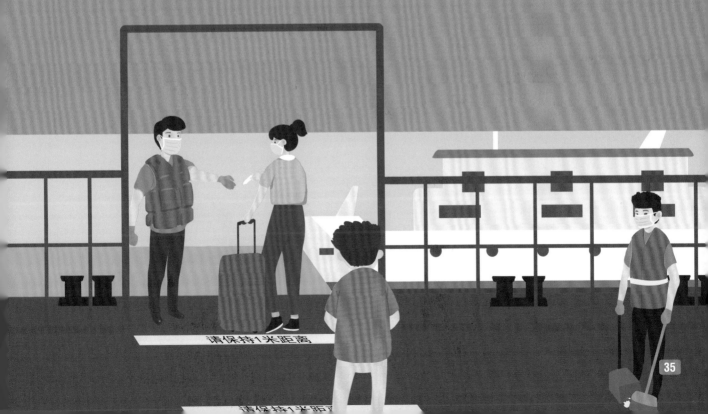

25. 民航

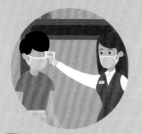

1 进站测体温，核验健康码

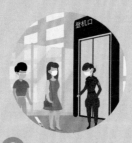

2 安检、登机时保持距离

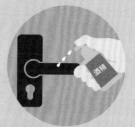

3 加强公共用品消毒

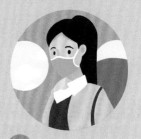

4 全程戴口罩

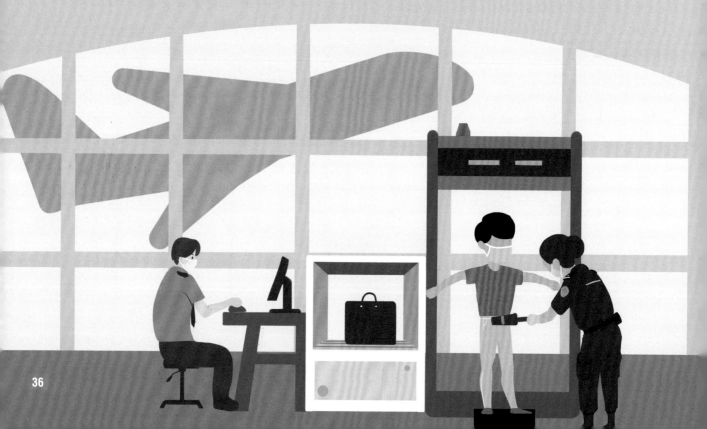

26. 城市公共汽电车

1 工作人员
健康监测

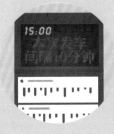

2 合理组织运力，
降低车内拥挤度

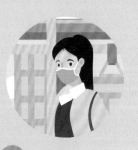

3 全程佩戴口罩

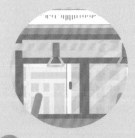

4 加强通风，扶手
座椅清洁消毒

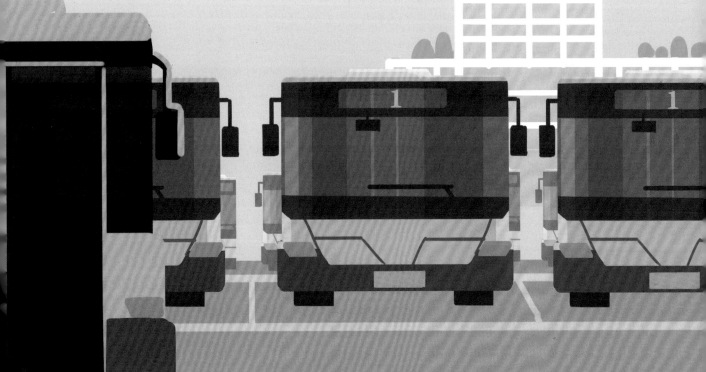

27. 城市轨道交通

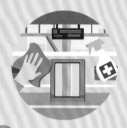

1 加强站台和车厢通风，
做好清洁消毒

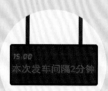

2 合理组织运力，
降低车厢拥挤度

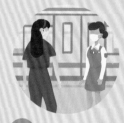

3 乘客、工作
人员戴口罩

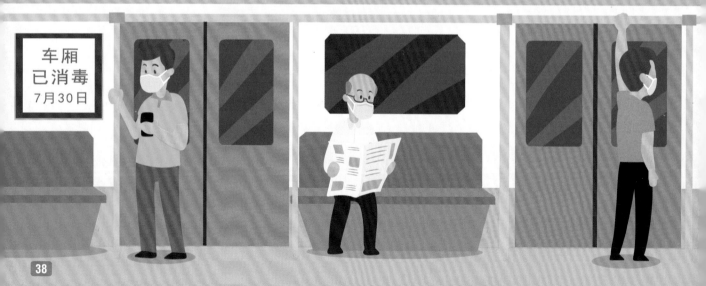

车厢
已消毒
7月30日

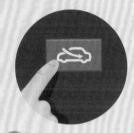

1 加强通风，空调采用外循环

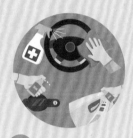

2 做好清洁消毒

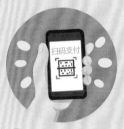

3 优先采用移动支付

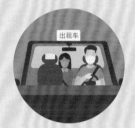

4 司机及乘客全程戴口罩

5 尽量后排落座

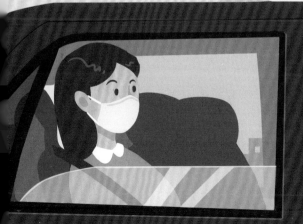

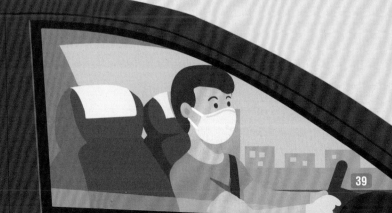

29. 回国人员转运车辆

1 加强工作人员个人防护

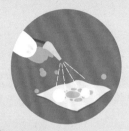

2 转运过程中，及时对污染物及污染部位进行清洁消毒

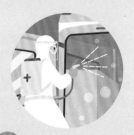

3 转运结束后，及时对车辆进行清洁消毒

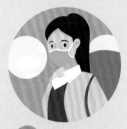

4 乘客全程佩戴口罩

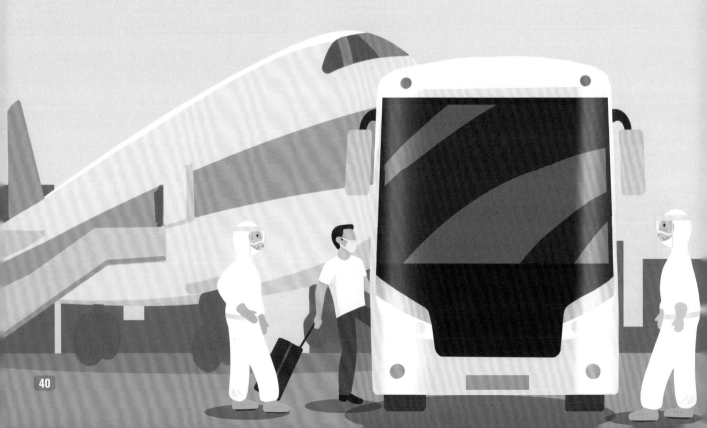

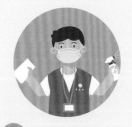

1 社区工作人员上岗前做好个人防护

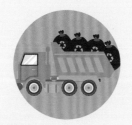

2 保持环境卫生清洁，垃圾日产日清

3 加强疫情防控宣传，减少聚集

xxx社区联防联控工作安排

4 协调社区内各单位联防联控工作的安排和落实

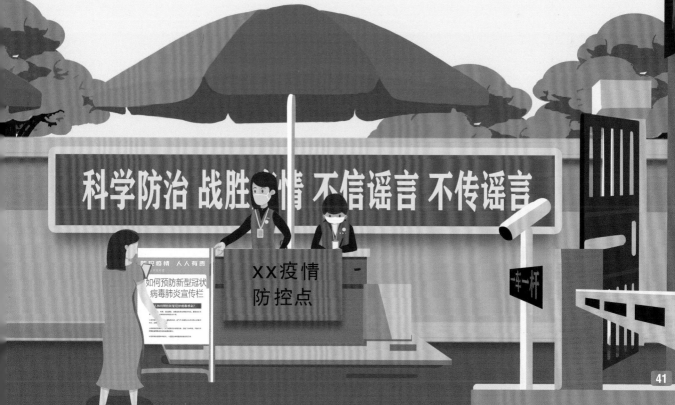

科学防治 战胜疫情 不信谣言 不传谣言

如何预防新型冠状病毒肺炎宣传栏

XX疫情防控点

一车一杆

31. 企业

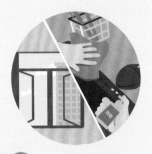

1 勤通风、清洁消毒

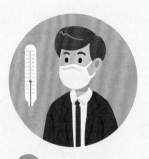

2 员工健康监测

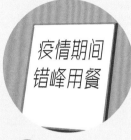

3 错峰用餐减少聚集

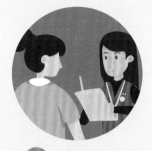

4 落实属地防控要求

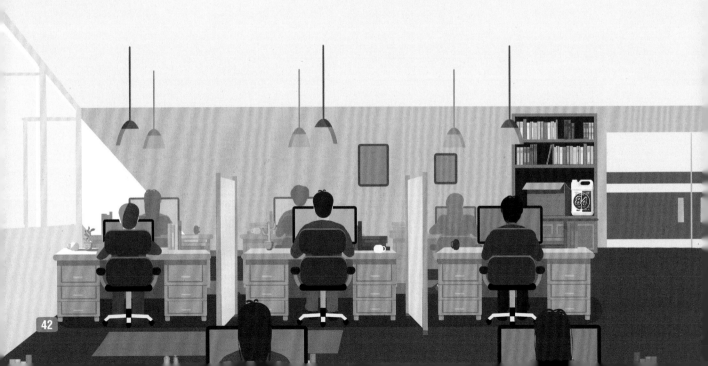

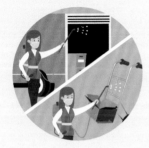

1 加强转运工具、设施、容器,各类贮存场所,零售柜台清洁消毒

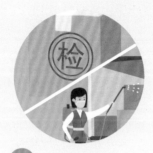

2 加强进口物资卫生检疫

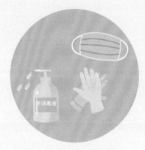

3 从业人员戴口罩和手套,做好手部清洁消毒

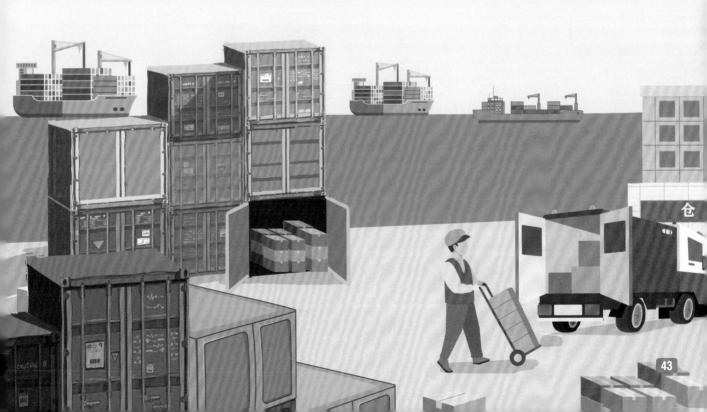

33. 建筑业

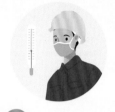

1 员工健康监测

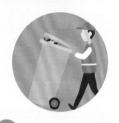

2 保持公共区域
环境整洁，
及时清理垃圾

非本施工区
人员请勿入内！
谢谢配合！

3 优化工序，减少
作业人员聚集

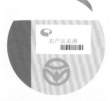

农产品追溯

4 员工食堂食品
来源可追溯

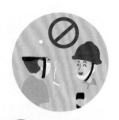

5 不串宿舍，
少聚集

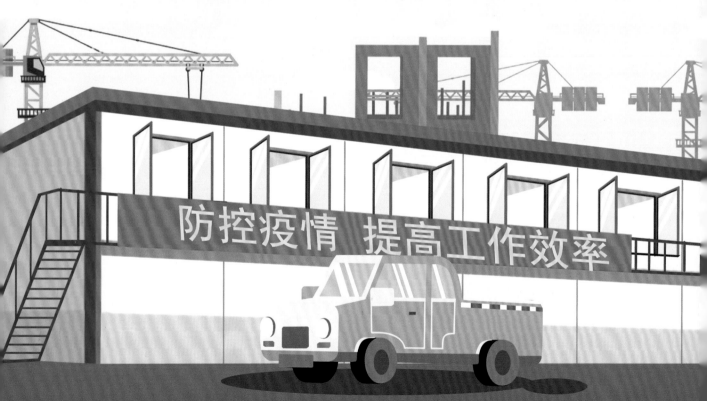

防控疫情 提高工作效率

34. 邮政快递业

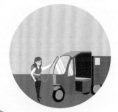

1 对运输车辆进行定期清洁消毒

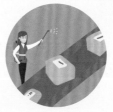

2 对邮件分拣转运场所和设施进行清洁消毒

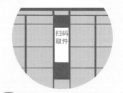

3 推广无接触派送

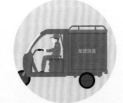

4 一线工作人员戴口罩，注意手卫生

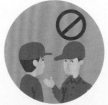

5 不扎堆，避免人员聚集

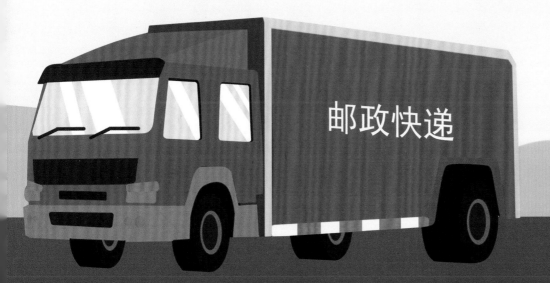

邮政快递

35. 机关事业单位

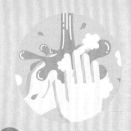

1 保证洗手设施正常运转

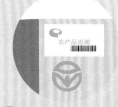

2 职工食堂食品来源可追溯

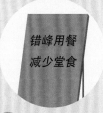

错峰用餐
减少堂食

3 职工错峰用餐，减少堂食

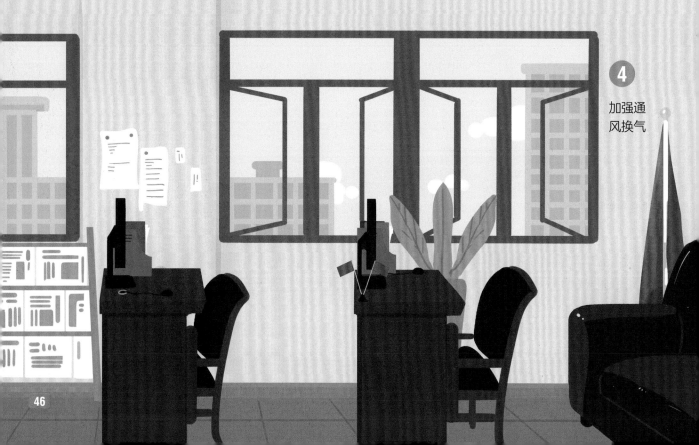

4 加强通风换气

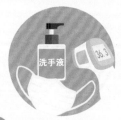

1 洗手液、测温设备等防疫物资储备充足

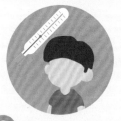

2 落实晨午检和全日观察制度

3 幼儿不戴口罩、工作人员戴口罩

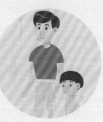

4 家长不进入幼儿园，分班分时接送孩子，不聚集

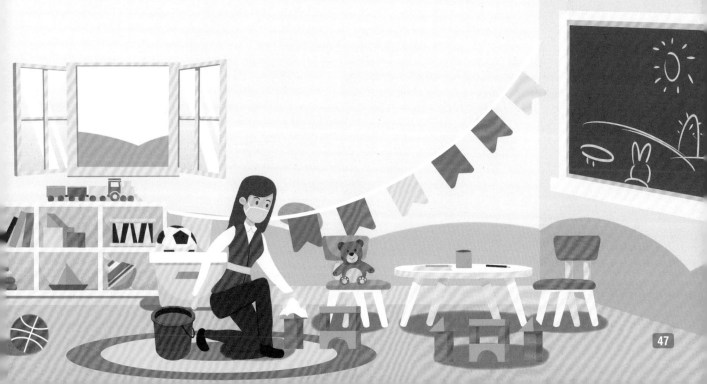

37. 中小学校

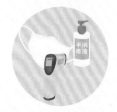

1 洗手液、测温设备等防疫物资储备充足

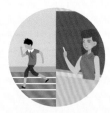

2 在校园内学生和授课老师可不戴口罩，运动时不戴口罩

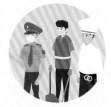

3 校（楼）门值守人员、清洁人员及食堂工作人员戴口罩

4 教室、宿舍做好通风消毒

快乐学习　　健康成长

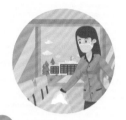

1 教室、宿舍做好通风消毒

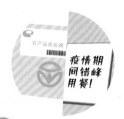

2 学生食堂食品来源可追溯

农产品质追溯

疫情期间错峰用餐！

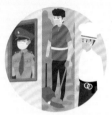

3 校（楼）门值守人员、清洁人员及食堂工作人员戴口罩

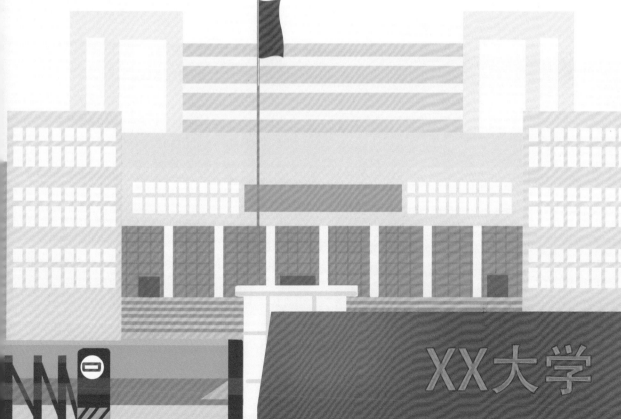

XX大学

39. 养老机构

1 做好防疫物资储备

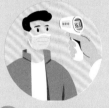

2 完善访客探视制度，做好登记和体温检测

3 做好老年人健康监测，有疑似症状及时就医

4 限制室内公共活动区域的人员数量

5 护理老年人前后，做好手部清洁

6 加强居室通风换气和清洁消毒

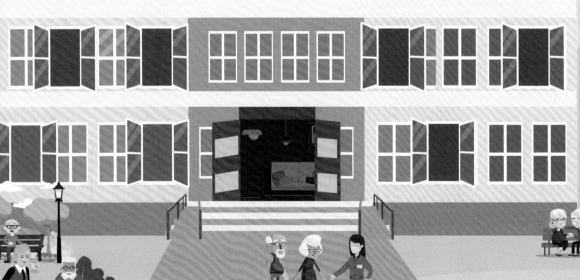

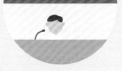
疫情防控知识讲座

1 加强疫情防控知识宣教，开展心理健康服务

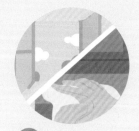

2 居室通风换气，清洁消毒

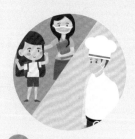

3 工作人员戴口罩，儿童可不戴

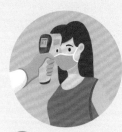

4 进出人员体温检测，戴口罩

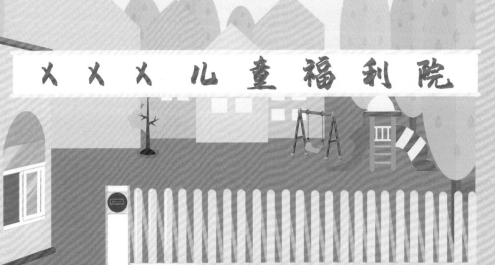

╳╳╳儿童福利院

41. 救助管理机构

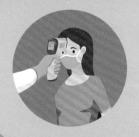

1 受助人员进站必须测量体温、佩戴口罩

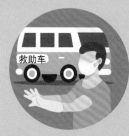

2 送返受助人员时，工作人员要做好自身防护措施

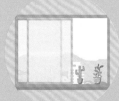

3 加强居住环境通风换气和清洁消毒

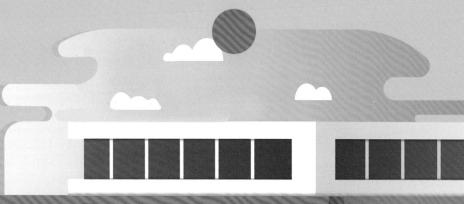

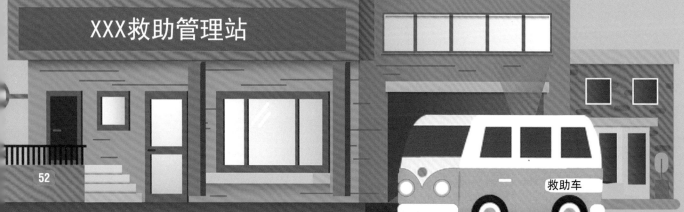

4 加强食品药品安全管理

XXX救助管理站

救助车

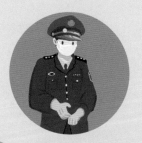

1 狱警、工作人员做好
个人防护和健康监测

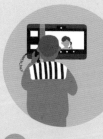

2 家属可采取
视频探视

3 减少人员聚集和
集体活动

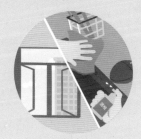

4 勤通风、
清洁消毒

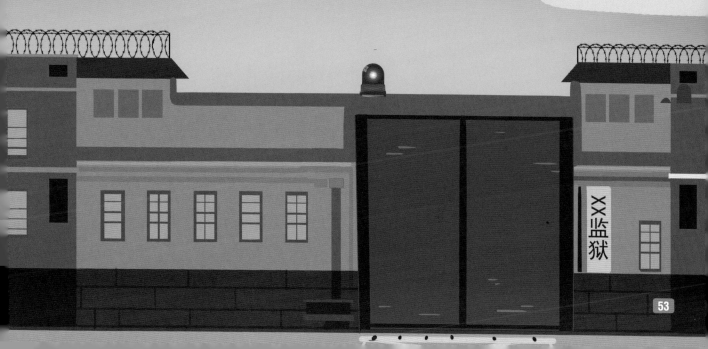

XX监狱

43. 精神卫生医疗机构

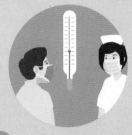

1 就医人员和陪诊人员测体温、戴口罩

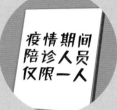

2 限制陪诊人员数量

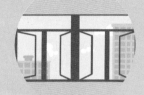

3 注意环境卫生和通风换气

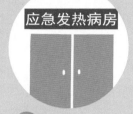

4 设置应急发热病区

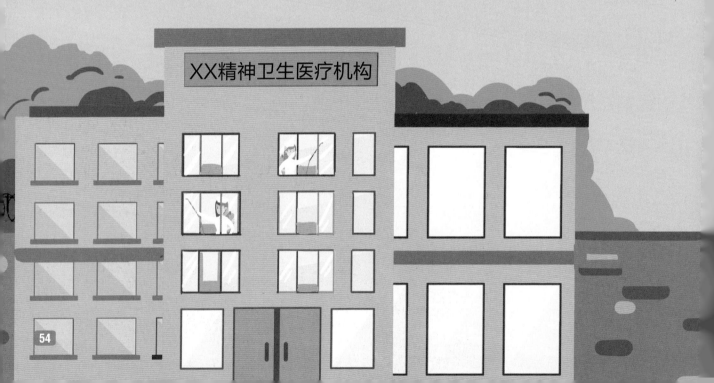

44. 医疗废物处置中心

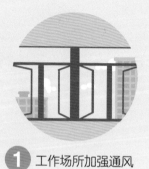

1 工作场所加强通风

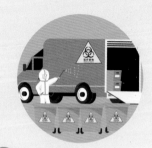

2 医疗废物转运车辆和转运箱应及时清洁消毒，专车专用

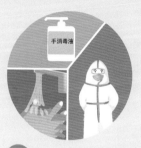

3 工作人员做好自身防护

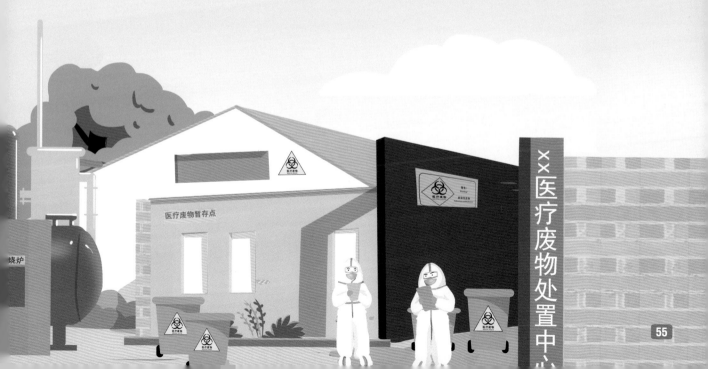

45. 物业管理中心

1 员工健康监测

公民防疫行为准则

2 加强防疫
知识宣传

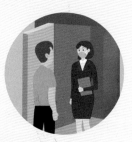

3 物业人员上门服务需戴
口罩，做好个人防护

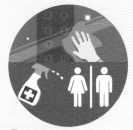

4 加强重点区域
环境卫生清洁
消毒

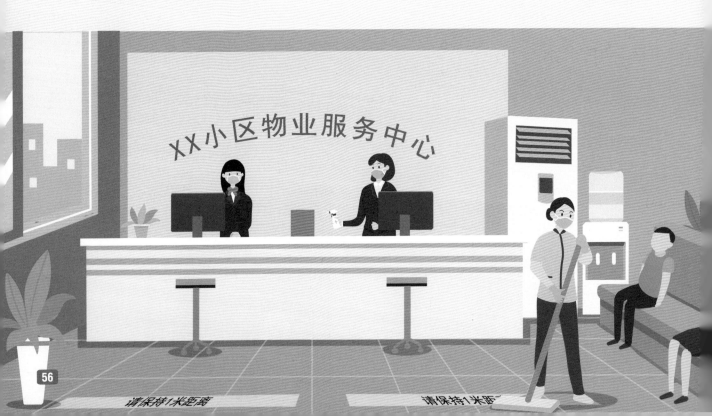

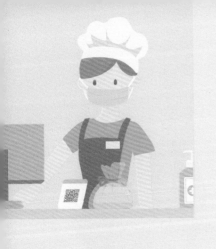
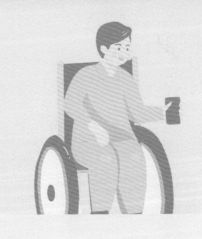
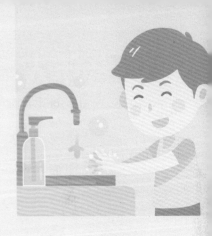
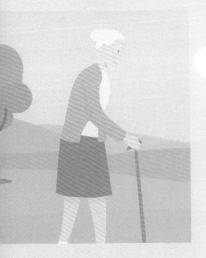

第三部分

不同人群
健康防护准则

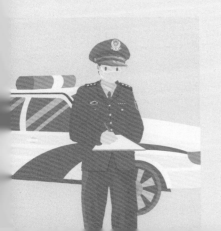
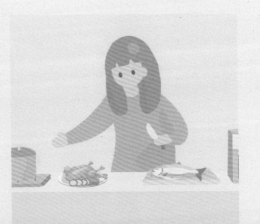
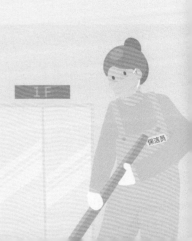

1. 老年人

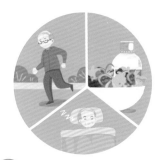

① 适度运动，平衡膳食，保证睡眠充足

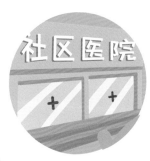

② 需长期服药的老人应遵医嘱，不可擅自停药，可就近就医开药

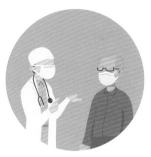

③ 有慢性肺病、心脏病的老年人应在医生的指导下佩戴口罩

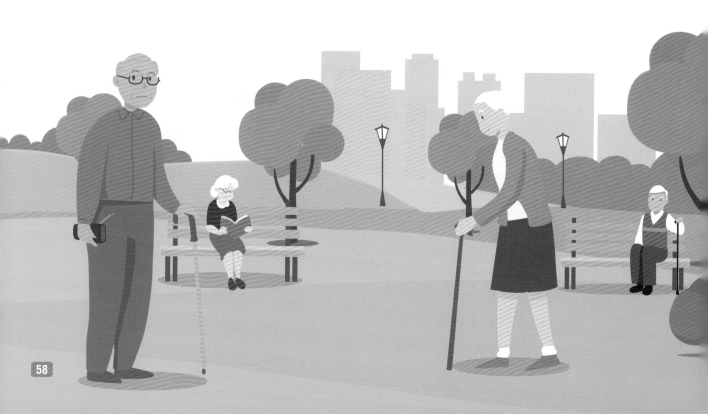

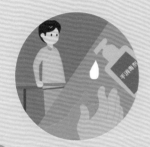

1 康复训练应适度，并注意个人卫生

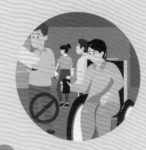

2 减少参加聚集性活动

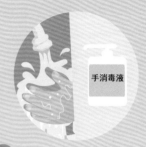

3 注意个人卫生，及时洗手和手消毒

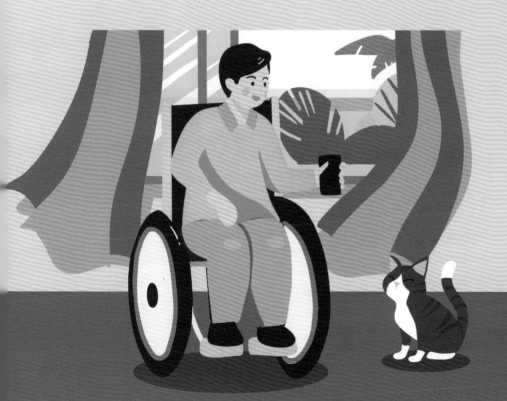

4 加强居室通风换气

3. 孕妇

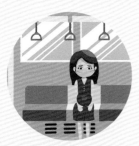

1 外出、产检时佩戴口罩，避免前往人员密集或通风不良处

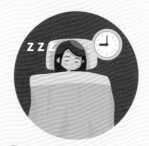

2 适度运动，充足睡眠，保持良好的心态

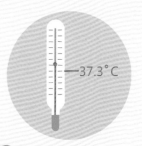

3 进行健康监测，出现异常状况及时咨询或就诊

4 产检前预约，缩短就诊时间

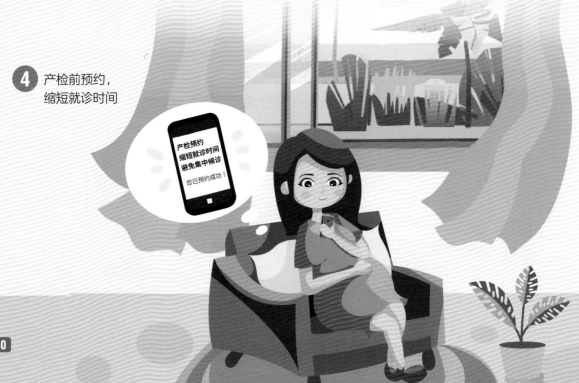

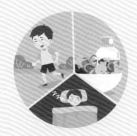

1 每日户外运动1~2小时，
均衡饮食，保证充足睡眠

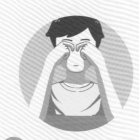

2 注意用眼卫生，
预防近视

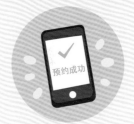

3 就医或接种疫苗，
家长应提前预约

4 勤洗手、不乱摸，
养成良好卫生习惯

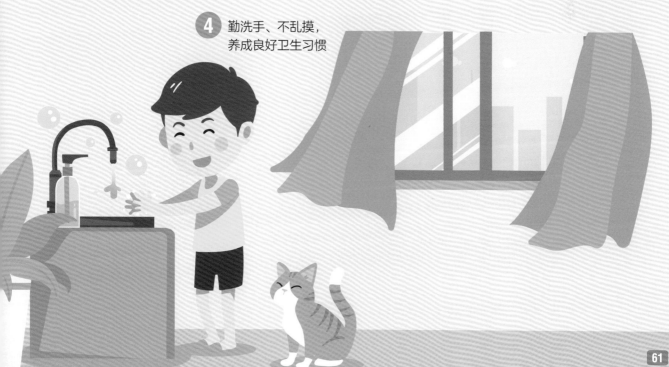

5. 学生

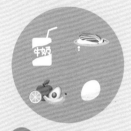

1 均衡饮食

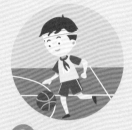

2 适度运动

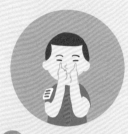

3 注意用眼卫生，预防近视

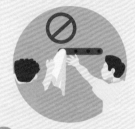

4 不与他人共用水杯、毛巾等个人物品

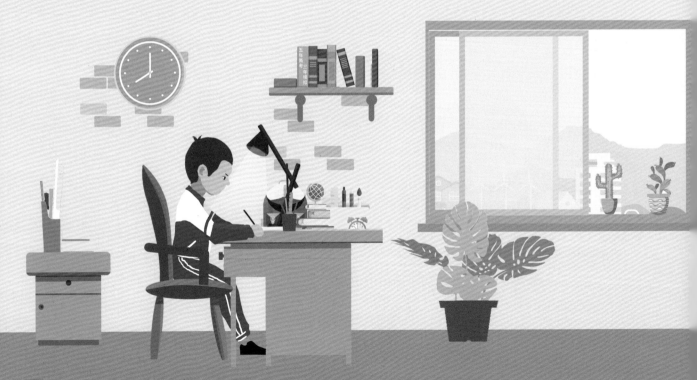

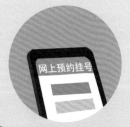

1 按需就近选择医院，提前预约挂号，减少停留时间

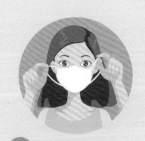

2 就医期间全程佩戴口罩

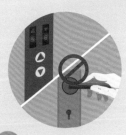

3 减少触摸公共设施和物品

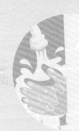

4 及时洗手和手消毒

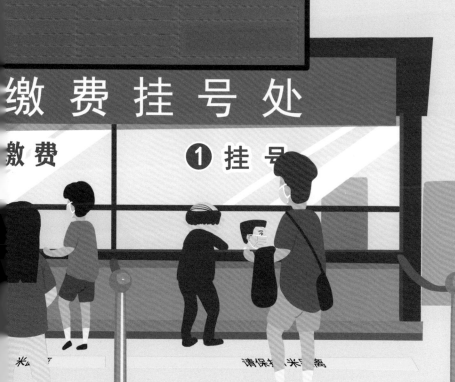

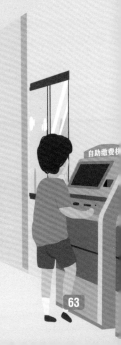

7. 警察

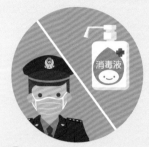

1 执勤期间做好个人防护

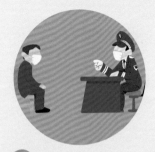

2 接访、审讯时，双方均戴口罩

3 做好个人健康监测，不带病上岗

4 执法时与他人保持距离

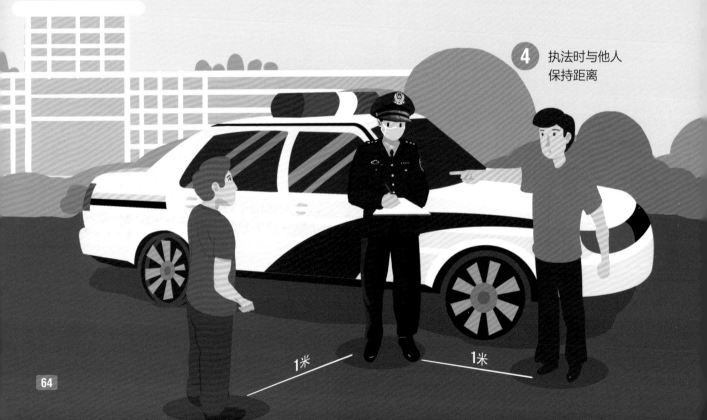

1米　1米

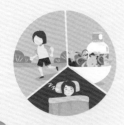

1 平衡饮食，适度运动，保证睡眠充足

疫情期间错峰用餐

2 错时、错峰用餐

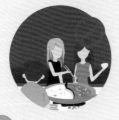

3 减少参加聚餐、聚会等活动

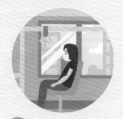

4 乘坐公共交通工具时戴口罩

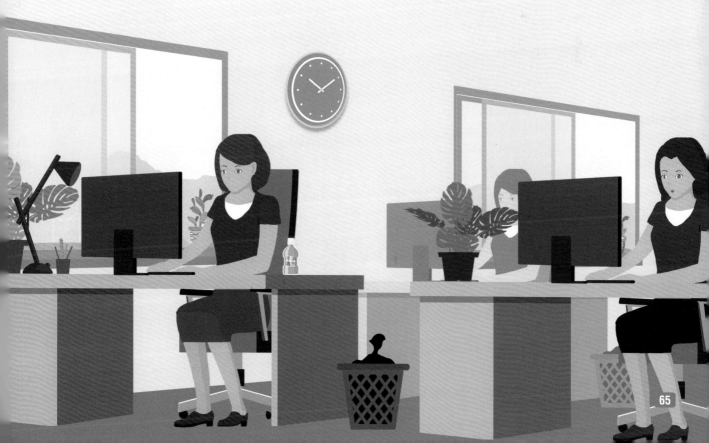

9. 海关人员

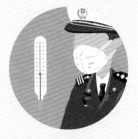

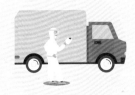

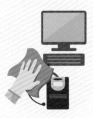

1 做好个人健康监测，不带病上岗

2 对涉疫交通工具卫生检疫时穿戴防护服、N95口罩、手套、护目镜、鞋套

3 定期对工作台、测温仪、计算机键盘等进行清洁消毒

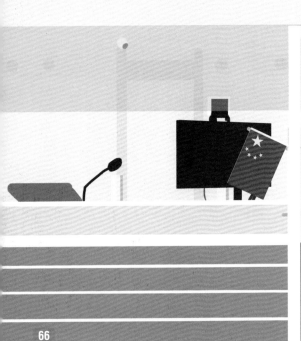

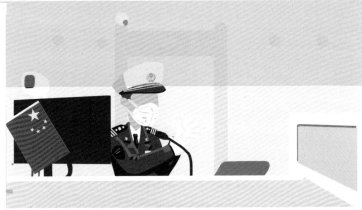

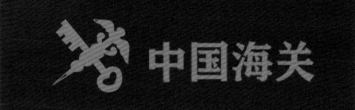

中国海关

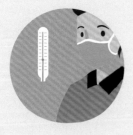

1 做好个人健康监测，不带病上岗

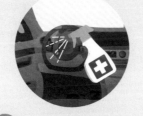

2 出行载客前对车辆进行清洁消毒

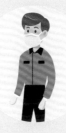

3 载客时应全程戴口罩

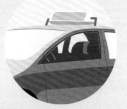

4 保持车内通风换气

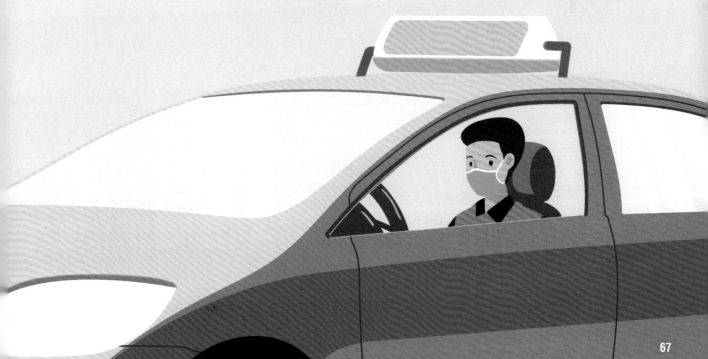

11. 快递员

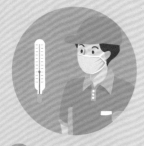

1 做好个人健康监测，不带病上岗

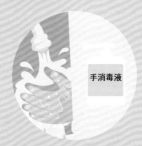

手消毒液

2 注意个人卫生，及时洗手或手消毒

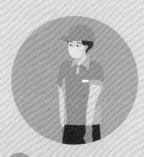

3 戴口罩，穿着工作服

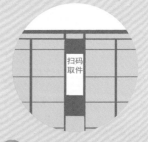

扫码取件

4 尽量采用非接触方式（如快递柜）完成快递收发

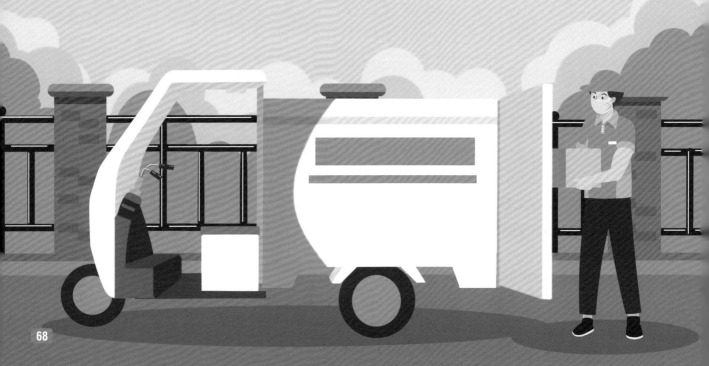

12. 水、电、煤气等工作人员

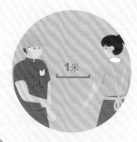

1 上门服务时佩戴口罩，与他人保持安全距离

1米

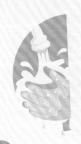

手消毒液

2 注意个人卫生，及时洗手或手消毒

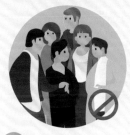

3 减少参加聚集性活动

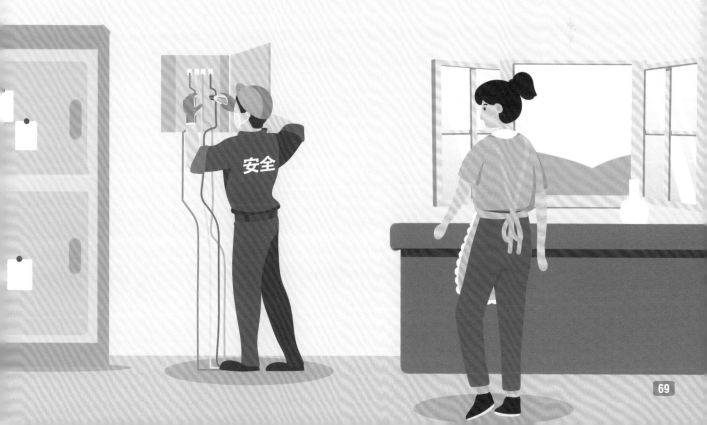

13. 售货员

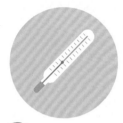

1 每日进行
健康监测

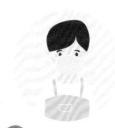

2 做好个人防护，
工作时戴口罩

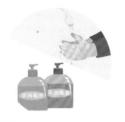

3 注意个人卫生，
及时洗手或手
消毒

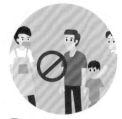

4 减少与顾客近
距离接触

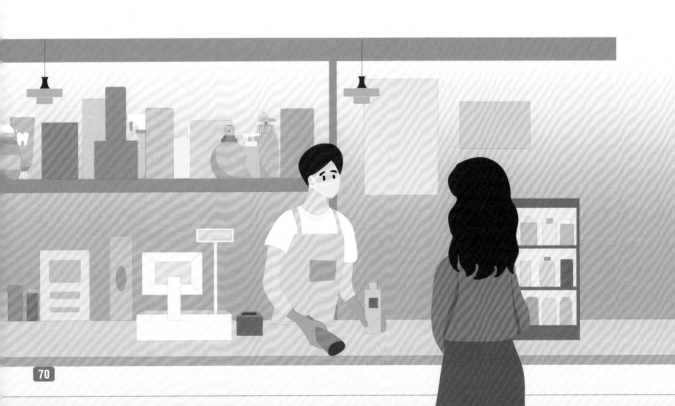

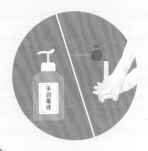

1 注意个人卫生，及时洗手或手消毒

保安亭

2 保持值班岗亭、集体宿舍卫生整洁

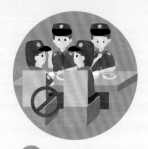

3 减少聚集

4 工作期间戴口罩

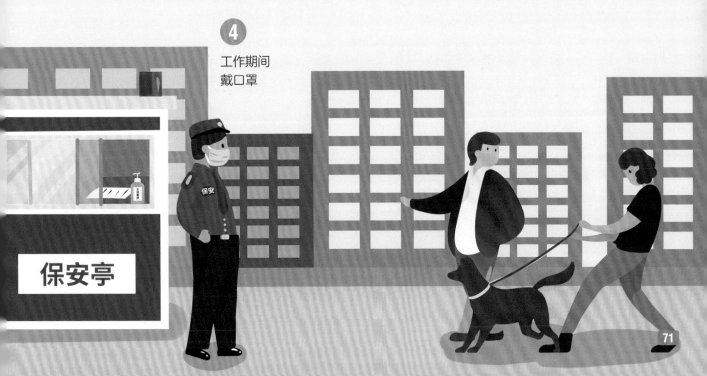

保安亭

保安亭

15. 环卫工人

1 工作期间戴手套和口罩

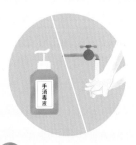

2 注意个人卫生，及时洗手或手消毒

3 对工具及时进行清洁消毒

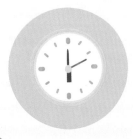

4 工作时避开人群高峰时段，错峰进行清扫保洁

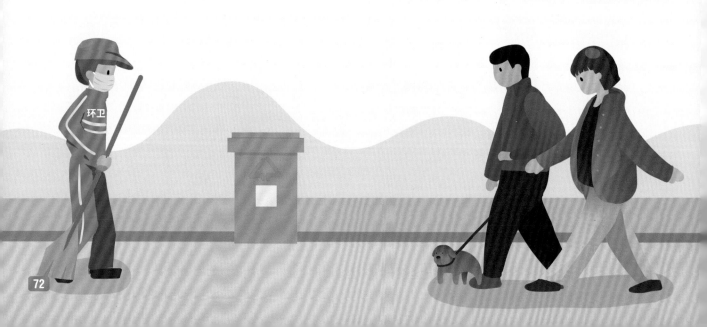

1 工作期间戴手套和口罩

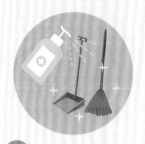

2 对工具及时进行清洁消毒

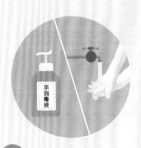

3 注意个人卫生，及时洗手或手消毒

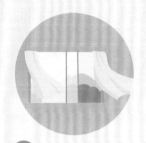

4 注意保持宿舍通风和卫生

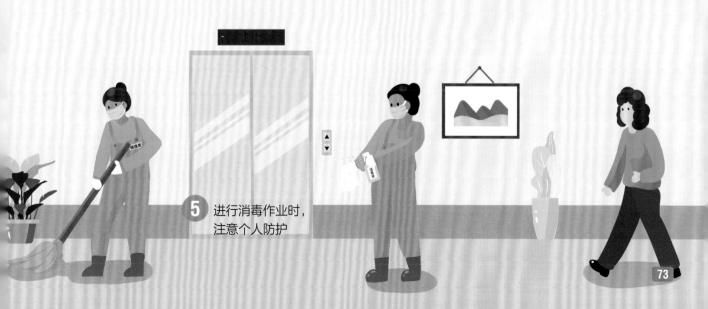

5 进行消毒作业时，注意个人防护

17. 服务员

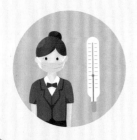

1 做好个人健康监测，不带病上岗

2 上岗期间佩戴口罩，保持工作服干净整洁

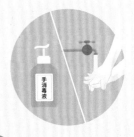

3 注意个人卫生，及时洗手或手消毒

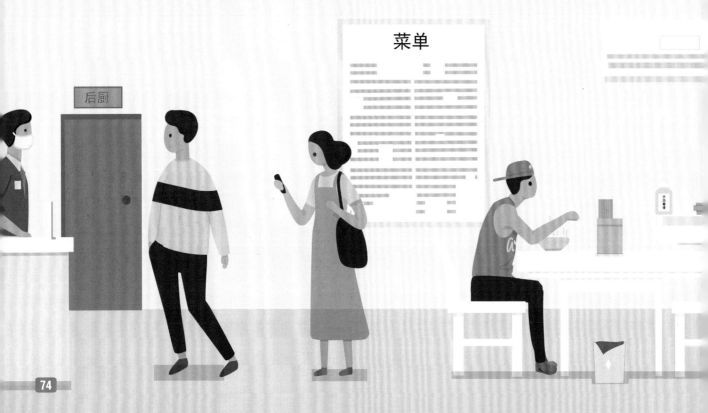

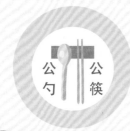

1 提倡分餐，使用公勺公筷

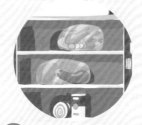

2 生熟食品分开加工与存放

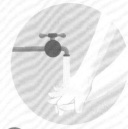

3 烹饪前后洗手

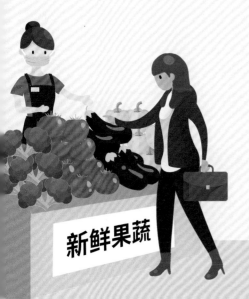

新鲜果蔬

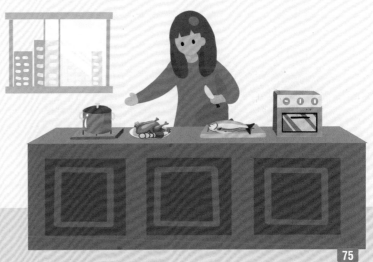

19. 食品从业人员（加工、销售、服务等）

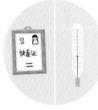

1 从业人员持健康证上岗，每日进行健康监测

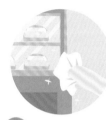

2 经常清洁、消毒工作环境

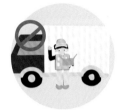

3 运送食品人员（含司机）避免直接接触食品

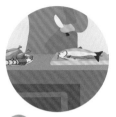

4 生熟食品分开加工

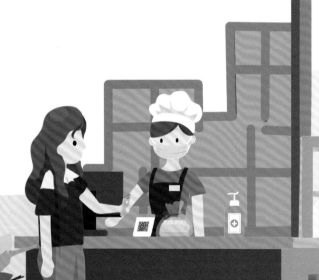

5 烹饪前后洗手

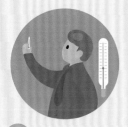

1 每日进行自我健康监测

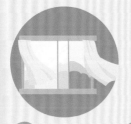

2 做好教室内通风换气

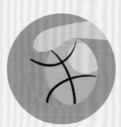

3 适度运动，健康饮食，保证睡眠充足

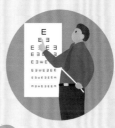

4 提醒学生做好近视防控，加强防疫知识宣教

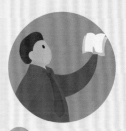

5 教师授课时可不戴口罩

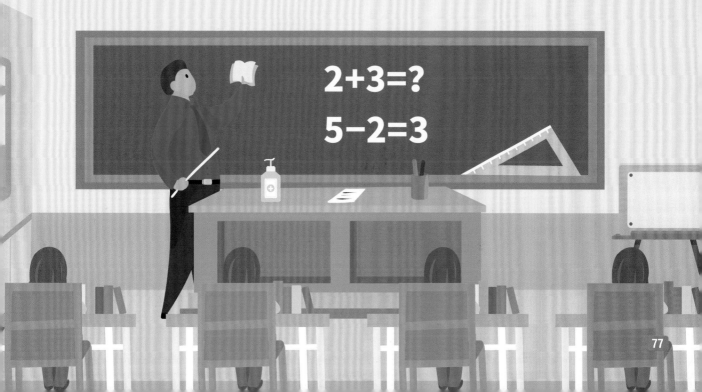

2+3=?

5−2=3

77

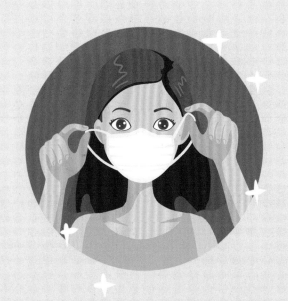

疾 控 科 普

52检